AF384628

SYSTÈME

DE

M. PUTNAM (DE NEW-YORK)

POUR

LA FABRICATION ET LA POSE

DES

DENTS ARTIFICIELLES A BASE DE VULCANITE.

TRADUIT DE L'ANGLAIS, AVEC NOTES

PAR M. A. POMME MIRIMONDE.

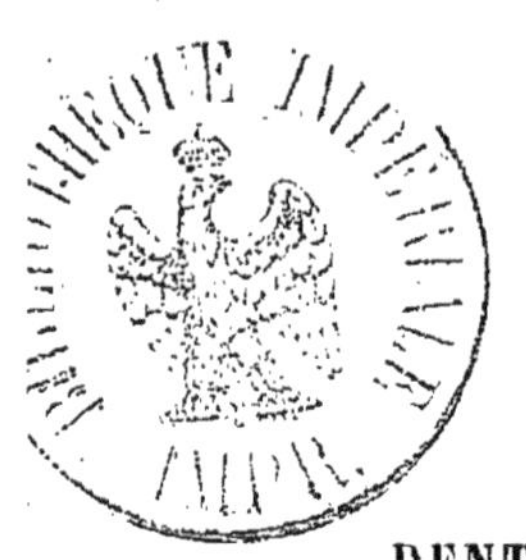

PARIS

CHEZ M. PUTNAM

26, RUE DE LA CHAUSSÉE D'ANTIN, 26.

1859.

AVERTISSEMENT.

En publiant les divers documents qui suivent, j'ai voulu tout à la fois annoncer et publier mon invention du *système à base de vulcanite*, et prouver à MM. les Dentistes, mes confrères, que ce système, déjà vulgarisé en Amérique et en Angleterre, est un progrès immense, une révolution complète et bienfaisante dans l'art-dentaire.

Puisse donc cette brochure être lue par eux avec attention et accueillie avec bienveillance.

C.-S. PUTNAM.

NOTA.

Afin de mettre à la portée de tous les Dentistes l'emploi de mon système de pose des dents artificielles à base de vulcanite, j'ai résolu ce qui suit :

Moyennant une somme de cinq cents francs payée comptant, et une redevance annuelle minime, jusqu'à l'expiration du brevet, mon appareil (1), la méthode pour s'en servir, ainsi que le droit de l'exploiter, seront mis à la disposition de quiconque m'en fera la demande.

A l'égard de mon brevet, pris en août 1858, je déclare ici formellement qu'il est à l'abri de toute atteinte et invinciblement établi ; je poursuivrai donc rigoureusement, comme déjà j'ai commencé à le faire, les contrefacteurs de mon système, ainsi que toutes personnes qui, par discours ou écrits, tendraient à discréditer mes droits.

C.-S. PUTNAM,
26, rue de la Chaussée-d'Antin.

MM. les Dentistes qui voudraient venir visiter M. Putnam, afin de s'entendre avec lui, sont priés de le prévenir par écrit.

---

(1) Je possède des appareils vulcanisateurs pour lesquels je suis breveté en France, et que je fournirai l'un ou l'autre au choix. — L'un de ces appareils est simple et tient peu de place ; il réunit dans une seule capacité le générateur et le vulcanisateur ; il est muni d'une soupape de sûreté. — L'autre est composé de deux parties bien distinctes : le générateur et le vulcanisateur. Ces deux parties sont superposées et reliées entre elles à l'aide de deux tubes.— Ce second appareil est aussi muni d'une soupape de sûreté.

EXPOSÉ HISTORIQUE.

C'est en 1854 qu'eurent lieu les premiers essais de l'application du caoutchouc durci ou vulcanisé à l'art dentaire.

C'est aussi à cette époque que M. Goodyear de New-York, fabricant de caoutchouc durci, crut devoir m'apporter quelques feuilles de cette matière, appropriées, selon lui, à la confection des pièces dentaires artificielles.

Malheureusement, ces feuilles de caoutchouc, ayant la couleur de l'ébène, durent naturellement être repoussées.

A cette occasion, M. Goodyear m'apprit que plusieurs dentistes d'Amérique et d'Europe, sollicités par lui dans ce but, avaient fait de nombreuses expériences pour appliquer le caoutchouc durci à l'art dentaire, mais sans résultat satisfaisant.

Depuis, d'autres personnes firent également des expériences analogues, mais ne réussirent pas davantage.

C'est alors que je commençai les miennes, et, me croyant suffisamment éclairé sur les causes de l'insuccès de mes confrères, je crus pouvoir les éviter, en procédant de la manière suivante :

Je fis un moule, pour lequel j'employai quatre fois plus de plâtre que je n'en consomme aujourd'hui ; j'y plaçai la pièce à confectionner, et, enveloppant ensuite le moule d'un lit de stéatite pulvérisée (ou pierre savonneuse), je l'exposai à une température élevée de vapeur d'eau pendant douze heures.

Cette opération eut lieu dans la manufacture de M. Godyear ; elle n'obtint qu'un demi-succès.

Répétée pendant trois mois consécutifs, la même opération donna des résultats identiques ; elle ne permit d'obtenir en moyenne, sur cinq pièces, que deux pièces convenablement réussies.

Ces expériences, on le voit, quoique peu concluantes, avaient néanmoins constaté sur les expériences de mes confrères un progrès réel, notable, et je me persuadai qu'avec de nouveaux efforts d'intelligence et des modifications apportées à l'appareil vulcanisateur j'obtiendrais définitivement un résultat satisfaisant.

Dans ce but, je construisis chez moi un appareil semblable à celui de M. Goodyear, mais naturellement dans des proportions beaucoup moindres. En effet, la chaudière de cet appareil ne contenait que 600 litres d'eau, et la chambre à vapeur n'offrait que la capacité d'un tonneau de 64 litres.

Mon appareil, fabriqué avec soin, mais non dans des conditions irréprochables, ne produisit pas encore de résultat décisif. Toutefois, il me permit de réduire le temps de la vulcanisation de douze à six heures, et d'économiser beaucoup de plâtre dans la confection des moules.

J'obtins également, dans une série non interrompue d'expériences, *trois* pièces sur cinq, fort bien réussies.

Il y avait donc dans ce résultat un progrès incontestable et qui devait nécessairement grandir avec le temps. C'est ce qui arriva.

En effet, vers 1856, après de laborieux tâtonnements, des essais multipliés pour empêcher les moules de plâtre de se fondre et d'éclater pendant l'opération, je parvins enfin à imaginer, à créer mes boîtes protectrices. Grâce à ces boîtes, qui résument aujourd'hui mon système, je réduisis à trois heures la durée de la vulcanisation, et j'obtins constamment, dans toutes mes opérations, un résultat invariable, quatre pièces sur cinq.

C'est aussi en 1856 que je parvins à donner à mes pièces la couleur et le poli de l'acajou neuf, découverte précieuse, qui assure désormais à mon système dentaire une supériorité marquée sur tous ceux actuellement en usage.

Cependant, bien que par suite des perfectionnements apportés à mon appareil celui-ci fonctionnât parfaitement, je songeai encore à en réduire les proportions afin de le vulgariser et de le rendre facilement pratique. J'y suis heureusement parvenu aujourd'hui, et j'ai pu, l'année dernière, à Londres, présenter à mes confrères, réunis pour l'examiner, mon appareil modifié et définitif; j'ai eu la satisfaction de voir approuver et adopter par eux avec empressement cet appareil qui réduit le temps de la vulcanisation à une heure et demie et avec lequel les pièces sortent parfaitement réussies.

Désormais, mon système est accrédité en Angleterre, comme il l'est depuis plusieurs années en Amérique.

NOTES DE JOURNAUX.

Depuis sa création, le système de M. Putnam a causé une grande sensation dans le monde qui s'occupe de l'art dentaire. Les journaux spéciaux et les journaux scientifiques d'Amérique et d'Angleterre l'ont examiné avec la plus scrupuleuse attention, et tous, sans exception, ont décerné à M. Putnam les plus grands éloges, en lui faisant le plus grand honneur de sa découverte.

Les citations suivantes vont le prouver.

Lorsqu'on apprit en Amérique que **M.** le docteur Putnam avait résolu de visiter l'Europe, l'article suivant parut dans le *Forcep* :

« C'est avec plaisir que nous annonçons à nos confrères de
« Londres et de Paris, que M. Putnam a l'intention de visiter
« l'Europe, afin d'y introduire son mode nouveau de *pose de*
« *dents artificielles* à base de caoutchouc vulcanisé. Nous som-
« mes certain que le système de M. Putnam sera apprécié en
« Europe comme il le mérite. »

Le 1er janvier 1857, ce qui suit parut dans le même journal :

« L'invention de M. Putnam est vraiment admirable.

« Depuis l'application de son procédé, les mille expériences
« qui en ont été faites n'ont pu qu'en démontrer le mérite et
« les avantages. »

A cette époque parut, dans le même journal, un long article contenant l'exposition du système de M. Putnam, exposition claire, précise et péremptoire.

La *Revue trimestrielle* de Londres (1857) a publié plusieurs
extraits de journaux américains annonçant l'arrivée de M. Putnam en Angleterre.

Au commencement de l'année 1858, un journal américain
publiait ces lignes :

« Le temps est venu où l'on ne peut plus parler du système
« de M. Putnam sous forme de question ! »

Dans un numéro d'août du journal anglais *British journal
of dental science*, M. Putnam expose son système et entre
dans de longs détails sur la manière de prendre les empreintes.

Dans le numéro de décembre, même journal, on lit ce qui
suit :

« Nous trouvons que le système à base de vulcanite est bon
« et pratique, et depuis qu'il est appliqué en Amérique et ail-
« leurs, il nous a été impossible de rien trouver dans les pu-
« blications scientifiques qui lui soit contraire. Nous concluons
« donc que le système Putnam est digne d'être admis dans la
« pratique.

« Nous devons dire aussi, en réponse à des questions qui
« nous ont été adressées par plusieurs dentistes touchant son
« efficacité, qu'après l'avoir expérimenté, nous sommes

« disposé à l'appuyer, et nous le faisons avec d'autant plus
« d'autorité, que de nombreux praticiens, qui l'emploient de-
« puis longtemps, ont fait des rapports très-favorables à son
« sujet. »

Dans le numéro de novembre, même journal, se trouve une
longue lettre d'un correspondant, qui explique les avantages
résultant de l'emploi de la vulcanite. En voici quelques pas-
sages :

_ « Dans cet article, nous n'avons pas l'intention de condam-
« ner tous les autres systèmes de dents artificielles ; nous vou-
« lons seulement démontrer les avantages de la vulcanite sur
« les systèmes dans lesquels entrent des métaux et dont on
« pourrait signaler les vices suivants :

« 1° Action chimique, irrégulière, malsaine et électrique
« des métaux dans la bouche ;

« 2° Leur régidité et leur effet fatal sur les dents saines. »

En effet, l'action galvanique est toujours puissante sur les
personnes dont l'estomac est souffrant et maladif. En consé-
quence de ce fait, leur bouche contient toujours les éléments
d'une forte batterie ; il en résulte inévitablement que, si on
emploie pour ces personnes un système métallique, il doit se
produire de graves désordres dans leur économie.

Quant à la sensation du métal contre le palais, elle est si
pénible, si désagréable, que beaucoup de personnes, pour s'y
soustraire, se font confectionner tous les ans un dentier nouveau en ivoire.

« Certes, la première chose que doit faire un dentiste, c'est
« de soulager les malades ; or, la *vulcanite* remplit parfaite-
« ment ce but. En effet, la matière en est indestructible dans
« la bouche, elle est dépourvue de propriété galvanique ; et

« elle est exempte de la rigidité imposée par les bases mé-
« talliques. De plus, la vulcanite produit une économie con-
« sidérable, comme dépense de matière et de main-d'œvre. Et,
« quant aux procédés concernant son application, nous pou-
« vons dire qu'ils sont agréables et d'une pratique facile. »

Le rédacteur du journal, en commentant l'article cité plus haut, ajoute : « Depuis longtemps nous employons le système « de M. Putnam, et nous sommes heureux de l'avoir adopté. « Les dentistes les plus habiles que nous avons consultés au su- « jet de ce système s'accordent également tous à en faire « l'éloge. »

Voici maintenant une lettre de M. Ballard, dentiste de Londres, qui parut dans le même journal en décembre dernier :

« Monsieur l'éditeur,

« Vous me feriez un grand plaisir, en même temps que vous intéresseriez sans doute plusieurs de vos lecteurs, en insérant dans votre journal la réponse suivante, aux nombreuses questions à moi faites, touchant les bases vulcanites.

« L'utilité du caoutchouc vulcanisé, applicable à la prothèse dentaire, m'a été démontrée par M. le docteur Putnam, de New-York, dans le mois d'août de l'année dernière.

« A partir de cette époque, j'ai utilisé, dans quatre-vingts cas différents, le système de M. Putnam, depuis la pose d'une dent jusqu'à l'emploi des dentiers complets pour les deux mâchoires.

« Dans l'espace de quatorze mois, j'ai donc eu l'occasion de me convaincre par expérience de la praticabilité du système de M. Putnam, et de ses avantages incontestables.

« J'ajoute que les quatre-vingts cas dont je parle étaient tous très-difficiles, et que cependant, malgré la nouveauté pour moi des opérations, je n'ai échoué dans aucune. Nulle pièce placée ne m'a été rapportée, comme s'étant cassée ou déformée.

« Je remarque en même temps que, par l'application du système de M. Putnam, l'on obtient une grande économie de temps et de main-d'œuvre, comme il est également vrai que la matière première qu'on employe coûte très-bon marché. Selon moi, on doit économiser 50 0/0, en se servant du système de M. Putnam. Mais cet avantage, bien qu'énorme, n'est pas encore le plus considérable qu'offre le procédé en question.

« Le plus important, selon moi, réside dans l'emploi de la vulcanite. Cette matière, en effet, est très-agréable à la bouche, et d'un entretien facile. Elle n'a ni odeur ni saveur, et possède réunies les propriétés de l'or et de l'ivoire, en même temps qu'elle en possède de précieuses qui lui sont tout à fait particulières.

« Pour prouver que j'ai raison de préconiser le système Putnam, et de le recommander aux praticiens, je leur dirai que j'ai porté pendant plus de quatorze mois un dentier supérieur en vulcanite avec lequel j'ai toujours mangé pendant tout ce temps, sans qu'il se soit en aucune façon altéré, ni détérioré.

« Ce qu'on vient de lire est le résultat de mon expérience et celui de mes clients, relativement au système Putnam. J'espère donc que ces lignes satisferont et convaincront les dentistes qui doutent encore de la supériorité du montage des dents artificielles sur les bases de vulcanite, et qu'ils emploieront ce montage pour leurs clients.

« En vous demandant pardon d'avoir occupé tant de place dans votre journal,

« Je suis, etc.

« Signé : **BALLARD.** »

Le même numéro contient aussi une lettre d'un dentiste renommé de New-York, résidant à Paris. Nous en extrayons ce qui suit :

« A l'éditeur du *British journal of dental science* :

« Mon cher Monsieur,

« Je lis dans votre journal de novembre 1858, un article sur les dents artificielles, signé C. S. P. Cet article traite des bases de vulcanite.

« L'auteur de cet article est honorablement connu à New-York, et les perfectionnements qu'il a apportés à la prothèse dentaire sont appréciés par les opérateurs de cette profession.

« J'ai vu des spécimens de son habileté dans la bouche de plusieurs personnes.

« Ces pièces avaient été portées assez longtemps pour qu'on pût en reconnaître l'avantage. J'ai adopté moi-même ce système, et j'espère que le temps viendra où cette heureuse découverte sera connue et appréciée selon son mérite. »

Dans le numéro de janvier, même journal, l'éditeur, publiant une revue des principales découvertes de l'année précédente, s'exprime ainsi, au sujet de la vulcanite :

« La plus grande découverte qui vous ait été présentée l'an dernier est bien certainement celle de la vulcanite, comme base des dents artificielles. Cette découverte, due à M. Putnam, amènera, sans doute, une révolution complète dans l'art dentaire. Telle est notre opinion. Aussi, parfaitement convaincu de la valeur du système de M. Putnam, nous n'avons négligé aucune occasion de le préconiser, d'éclairer nos lecteurs sur son efficacité et ses avantages. »

Le numéro d'avril, même journal, contient le compte rendu d'une séance de la société odontalgique de Londres. Dans cette séance, et à la demande du président, M. Putnam fait l'historique de sa découverte. Il dit ses longues études, ses expériences laborieuses, les difficultés qu'il a vaincues, et enfin son résultat final au sujet de la vulcanite. Pour vulcaniser le caoutchouc, M. Putnam a d'abord et inutilement employé la chaleur sèche, puis l'huile bouillante, puis enfin la vapeur d'eau qui lui a réussi.

Après son exposé, M. Putnam fut vivement complimenté par tous les dentistes qui assistaient à la séance, et dont quelques-uns sont célèbres parmi tous. M. Saunders, du Collége royal des chirurgiens de Londres et dentiste de S. M. la reine d'Angleterre, se leva et adressa à M. Putnam, au nom de l'asssmblée, de chaleureux remercîments. Puis, reprenant le sujet que venait de traiter M. Putnam, il en parla longuement, faisant l'éloge de ce praticien, et témoignant le regret que ses occupations quotidiennes ne lui eussent pas permis de s'occuper plus tôt de son système, que déjà on aurait dû adopter, tant il est rationnel et efficace. Alors il raconta à quel propos il l'avait employé pour la première fois.

« C'était, dit-il, il y a dix mois environ, j'avais examiné un cas dentaire très-difficile, où l'ivoire et l'or étaient d'une application radicalement impossible. A bout de ressources, j'employai dans la circonstance les bases de vulcanite; et mon opération réussit merveilleusement.

Depuis cette époque j'ai continué à me servir de ce procédé, et toujours avec un succès égal. C'est que, poursuivit M. Saunders, la vulcanite jouit de qualités vraiment supérieures, et comme matière légère surtout, nulle base dentaire ne lui est

.comparable. Exemple : un vieux ministre protestant vient un
jour me trouver, se plaignant de souffrances atroces que lui
infligeait le poids d'un dentier métallique. Obligé de parler
beaucoup en public, il en était souvent empêché par les dou-
leurs qu'il éprouvait, et il en était malheureux. Je lui conseillai
de se faire confectionner un dentier nouveau, à base de vulcanite; il suivit immédiatement mon avis, et depuis il s'en
trouve fort bien. »

M. Saunders termine son discours par l'exposé des difficultés
que l'on rencontre pour appliquer des dents minérales sur des
bases d'or ou d'ivoire, difficultés qui ne se présentent jamais
dans l'emploi de la vulcanite pour le même objet. Il dit aussi
combien il était facile de fixer des molaires minérales dans
cette base, ce qui permettrait de repousser toutes ces bases osseuses qui se ramollissent promptement par les sécrétions de
la bouche et s'usent par la mastication.

A M. Saunders succéda M. Rogers. Cet orateur rappela
plusieurs cas très-difficiles, dans lesquels il avait employé les
bases de vulcanite, et toujours avec un grand succès.

Après avoir longuement exposé les propriétés et avantages
du système de M. Putnam, M. Rogers termina son discours
par ces paroles :

« Le système qui nous occupe, possède les deux avantages
les plus précieux qu'on lui puisse désirer : adaptation parfaite,
méthode excellente. »

Il nous est impossible de reproduire ici les discours pro-
noncés en faveur de la vulcanite par MM. Palmer, Cartwight,
Townes et Owen ; nous extrairons seulement quelques pas-
sages du dernier discours, pour terminer ces citations qui sont

suffisantes pour édifier le public et nos confrères à notre en-
droit.

M. Owen dit : « Plusieurs personnes craignent d'employer
la vulcanite, parce qu'elles pensent que le vermillon qui entre
dans la composition de cette matière peut occasionner certains
désordres dans l'économie animale. Moi-même, la première
fois que j'ai vu de la vulcanite, j'ai été effrayé de sa composi-
sition. Mais je connaissais mal cette préparation. J'ai appris
depuis, et alors mes craintes se sont dissipées, que c'était sous
la forme de bisulfure de mercure que cet agent chimique se
trouvait mêlé à la vulcanite, et non sous celle de mercure seulement. Or, le bisulfure de mercure n'a, on le sait, aucune
action sur l'économie animale. Orfila l'administrait à des
chiens à dose d'une demi-once intérieurement, et l'appliquait
sur des blessures vives à l'extérieur, sans qu'aucun effet nui-
sible ou délétère se produisît sur les sujets. »

Nous ajouterons nous-même, comme corollaire des paroles
de M. Owen, que le bisulfure de mercure, mêlé à la vulcanite,
devient parfaitement insoluble.

L'article suivant parut dans le numéro de décembre 1858
du journal l'*Art Dentaire* :

Une ère nouvelle s'ouvre pour les moyens de fabrication des
pièces artificielles. — La nouvelle méthode, dont nous allons
parler tout à l'heure, n'est rien moins que l'anéantissement
complet de tous les procédés actuellement employés. D'après
les nouveaux procédés on peut dire qu'il ne restera rien des an-
ciennes pratiques, — la dent minérale est seule conservée, —
plus de plaques estampées, — plus de soudure, — plus de dents
cassées, — plus de pièces gondolées au feu, — disparition de

cet immense arsenal d'outils et d'instruments qu'il faut pour fabriquer les pièces à plaque d'or.

Quant à l'hippopotame, ajoutons en passant, pour acquit de conscience, que, s'il était encore possible de le retrouver au fond de quelques ateliers de province, il reçoit aujourd'hui son dernier coup.

Cette invention, due à M. le docteur Putnam, de New-York, consiste : dans l'usage d'une préparation de caoutchouc vulcacanisé pour la base des dentiers. Les dentiers de M. Putnam sont légers, élastiques et d'une couleur qui s'harmonise avec les nuances rosées de la muqueuse buccale. — C'est-à-dire qu'ils réunissent toutes les conditions que laissent désirer le poids, la rigidité, le reflet criard de la plaque d'or. C'est la perfection portée au plus haut degré. — La matière s'emploie à l'état presque plastique et est ensuite soumise à une très-haute température, qui lui donne toute la consistance qu'on désire. Comme le dentier ainsi construit est toujours la reproduction mathématique du moule sur lequel on opère, les empreintes doivent être de la plus rigoureuse fidélité ; aussi par les moyens ordinaires ne saurait-on y arriver. Le même inventeur fournit une substance qui nous a paru être surtout composée de gutta-percha ; cette matière extrêmement plastique donne, à cause de son élasticité d'une part et d'autre part à cause de son poli, les empreintes les plus exactes que nous ayons jamais vues. Les praticiens savent quelle difficulté il y a à reproduire par les empreintes les dents avec toutes les faces et principalement les faces externes. Ici les moindres saillies se dessinent avec tout leur relief, et il n'y a pas de *tirage*. — Le même inventeur se sert, pour articuler et ajuster, d'un moyen qui nous a semblé devoir être très-heureux. C'est un papier préparé qu'on interpose entre les surfaces à mettre au contact et qui laisse une marque tant sur la substance que sur les dents et sur les saillies qui ont besoin d'être retouchées.

Ces procédés nous étaient en partie connus depuis longtemps, nous avons cru cependant devoir attendre, pour nous en porter garants, que le temps ait assuré la valeur de l'invention de M. le docteur Putnam. Aujourd'hui il ne peut plus y avoir de doutes ; des pièces posées depuis plus de deux années sont venues lever toutes craintes, et nous sommes disposés à accorder et accordons au nouveau procédé notre entière confiance. Nous avons reçu des praticiens les plus honorables d'Amérique et d'Angleterre les meilleurs renseignements, pas une objection ne s'est élevée sur ses procédés ; aussi nous nous sommes empressés de traiter avec l'inventeur de ces moyens. —Nous considérons qu'avec les innovations et perfectionnements qui pourront encore se produire, les procédés de M. Putnam sont destinés à lui faire un nom à jamais célèbre dans le corps des dentistes.

A. PRÉTERRE.

Le lundi 9 mai 1859, M. E. Barrault, ingénieur civil et solliciteur de brevets d'inventions, a bien voulu faire, devant les membres du Cercle de la presse scientifique de Paris, l'exposé du système de vulcanisation employé par M. Putnam.

Nous reproduisons cet exposé tel qu'il a été publié dans le *Bulletin du Cercle* du 14 mai :

Vulcanisation self-acting de M. Putnam, exposée par M. E. Barrault. — Le nouveau système de vulcanisation présenté par M. Putnam présente des avantages spéciaux.

On sait que le caoutchouc vulcanisé constitue deux genres

distincts de matières connues sous le nom de caoutchouc souple
et de caoutchouc durci : le premier est obtenu par l'action de
la chaleur sur le caoutchouc combiné avec le soufre et le carbonate de plomb ; le second se réalise également par l'action
de la chaleur sur le caoutchouc mélangé avec le soufre et le
carbonate de magnésie.

M. Putnam, en combinant un appareil simple, économique,
tenant peu de place et d'une main-d'œuvre facile, aura certainement contribué à répandre l'usage des matières en caoutchouc durci, et spécialement l'emploi des dentiers en caoutchouc, qui ne sont pas de son invention, mais dont il a per-
fectionné la fabrication en Amérique, en Angleterre et en
France.

Ces avantages sont : l'élimination continue et immédiate de
l'eau de condensation des vapeurs, la suppression de l'emploi
des pompes ou autres engins mécaniques, et l'obtention, dans
le récipient vulcanisateur, d'une température uniforme dans
toute la hauteur de ce récipient ; enfin, l'économie du combus-
tible et de l'eau employés, et surtout l'économie considérable
du temps nécessaire pour la vulcanisation des pièces.

M. Putnam a combiné son appareil vulcanisateur, en vue de
fabriquer des dentiers en caoutchouc ; mais l'on peut également vulcaniser des pièces de nature toute différente en réali-
sant les avantages plus haut exposés.

Tous les appareils de vulcanisation se composent de deux
parties bien distinctes, qui sont le générateur et le vulcanisateur ; mais, dans ces appareils, la vapeur fournie par le générateur se condense et constitue ainsi, dans le vulcanisateur,
une couche d'eau qui en occupe la partie inférieure.

Or, de cette disposition il résulte que d'une part cette couche d'eau refroidit les substances à vulcaniser qui se trouvent à la partie inférieure, et comme cette couche d'eau augmente graduellement d'épaisseur jusqu'au moment où l'opération est terminée, il en résulte une variation dans la température à laquelle se trouvent soumises les substances à vulcaniser.

D'autre part, la vapeur, une fois qu'elle a servi, se transforme en eau, et cette eau, gênante dans l'opération, comme nous venons de l'indiquer, est évacuée à certains moments convenables, et se trouve complétement perdue avec la chaleur qu'elle contient ; il faut donc remplacer dans le générateur les quantités d'eau vaporisées, ce qui ne peut avoir lieu qu'au moyen d'une pompe ou d'un engin mécanique.

L'appareil de vulcanisation de M. Putnam est également composé d'un générateur et d'un vulcanisateur ; mais ces deux parties sont superposées l'une à l'autre, et en communication par deux tubes, dont l'un amène la vapeur du générateur au vulcanisateur, et dont l'autre conduit l'eau de vapeur condensée du vulcanisateur au générateur.

Par suite de la superposition du vulcanisateur, l'eau de condensation descend naturellement, par son propre poids, puisque la pression est la même dans les deux capacités ; on voit que, de cette manière, il n'y a pas de chaleur perdue, et que la perte d'eau est égale seulement à la quantité de vapeur qui s'échappe par la soupape de sûreté.

D'après ce que nous venons d'exposer, les substances à vulcaniser se trouveront constamment et complétement entourées d'une atmosphère de vapeur à température toujours égale, et cette condition permettra de vulcaniser en moins de temps, d'une manière plus homogène et dans des conditions essentiellement avantageuses, surtout pour les dentiers et les pièces minces.

On pourrait, au lieu d'un seul vulcanisateur, en employer deux ou plusieurs ; on pourrait également réunir le vulcanisateur et le générateur sous une même enveloppe ; mais cette dernière disposition est évidemment moins avantageuse.

Pour faire une opération, on remplit d'eau le générateur jusqu'à un niveau déterminé d'avance par un robinet convenablement placé : d'autre part, on a rempli le vulcanisateur avec des moules contenant les matières à vulcaniser.

On chauffe alors à l'aide du foyer, qui est disposé convenablement, et l'eau se transforme en vapeur, dont la pression augmente rapidement jusqu'à ce que cette pression arrive à atteindre 5 atmosphères, de manière que la température soit de 152 degrés et reste constamment à ce point.

L'appareil de M. Putnam a reçu une approbation particulière en Amérique et en Angleterre où il a été employé à la vulcanisation des dentiers.

On sait, en effet, que pour les dentiers l'on a essayé les substances les plus diverses, et que toutes ces substances ont présenté de graves inconvénients, soit comme altération rapide, soit comme cherté considérable, etc.

On avait déjà essayé l'emploi du caoutchouc vulcanisé pour la fabrication des bases dentaires, mais le mode de vulcanisation en usage ne permettait pas d'obtenir une matière suffisamment homogène, dure, non poreuse et économique, résultats obtenus par M. Putnam.

Le Secrétaire,
PETITPIERRE-PELLION.

EXTRAITS

DE

LETTRES ADRESSÉES A M. PUTNAM.

Mon cher Putnam,

Je vous écris pour vous annoncer que tout marche ici parfaitement : votre système prend à merveille, et j'en suis à la vingtième applica-. tion. Toutes mes expériences ont réussi.

On est venu me trouver l'autre jour pour m'offrir le procédé chéoplastique de Blandy. Je n'ai pu m'empêcher de rire en comparant ce procédé au vôtre. Un dentier monté d'après le système Blandy a la pesanteur d'un fer à cheval.

J'ai l'honneur, etc.

(Signé) Dr W. Hogue.

65, Queen street Edimbourg.

- 23 février 1859.

Mon cher Monsieur,

Je suis on ne peut plus satisfait de l'application de la vulcanite; j'en fais un grand usage.

J'ai l'honneur de vous saluer, etc.

(Signé) Dr C. R. Coffin.

Lime grove, Manchester, 7 février 1859.

Monsieur le docteur Putnam,

J'emploie votre admirable procédé tant pour une dent seule que pour un dentier complet. Et cela, non-seulement à ma propre satisfaction, mais encore à celle de mes clients.

Je constate, en outre, que votre système obtient plus de succès dans les régions intelligentes de la société que dans celles moins éclairées.

J'ai l'honneur, etc.

(Signé) G. V. N. RELYEA.

Bellville Canada, 18 septembre 1858.

Monsieur Putnam,

Je vous remercie des détails que vous me donnez dans votre lettre. J'ai parfaitement réussi à vulcaniser. Je suis on ne peut plus satisfait de votre procédé. Je me réjouis de l'avoir adopté.

Recevez, etc.

(Signé) J. L. STATHAM.

Rome.

Mon cher Monsieur P....

Avez-vous reçu un nouvel envoi de dents pour bases de vulcanite? Je continue à user avec succès de votre procédé.

J'ai l'honneur, etc.

(Signé) R. BROOKHOUSE.

85, Moseley street Manchester.

Monsieur P....

Je dois encore vous dire que je suis grandement satisfait de votre système; nous venons d'en faire l'application dans un des cas les plus difficiles, où la plaque d'or, à cause de son poids, n'avait pu être employée, et l'application dont je vous parle a parfaitement réussi.

J'ai l'honneur, etc.

(Signé) Dr W. HOGUE.

Mon cher Monsieur,

Nous avons fait, pendant ce dernier mois, un grand usage de votre vulcanite. Or, comme nous n'en avons plus, veuillez nous en envoyer le plus tôt possible. Mon père dit qu'il a déjà gagné les 60 livres sterling données par lui pour votre appareil, par suite de l'économie des matières employées, sans parler des autres avantages que lui ont procurés votre système.

J'ai l'honneur, etc.

(Signé) J. H. Cobertt (jeune).

12, Clare St. Dublin.

Monsieur Putnam,

J'ai parfaitement réussi dans toutes mes expériences ; je n'éprouve donc aucune difficulté à me servir de votre système. Maintenant, si vous vouliez me nommer votre agent ici, j'irais visiter tous les dentistes de Glasgow et d'Edimbourg. Or, comme je porte moi-même un dentier à bases de vulcanite, il leur serait facile de juger de ses avantages.

J'ai l'honneur, etc.

(Signé) H. Dewar.

181, Union St. Aberdeen.

Monsieur Putnam,

Plus j'emploie votre procédé, et plus j'en suis satisfait. Veuillez, je vous prie, me faire parvenir de la vulcanite, je n'en ai plus.

Trouveriez-vous mauvais que j'exposasse votre système à la Société chirurgicale du lieu ? M. le professeur Simpson me prie de le faire.

J'ai l'honneur, etc.

(Signé) W. A. Roberts.

130, Queen St-Edinbourg.

Mon cher Monsieur,

Je crois de mon devoir de vous complimenter sur les perfectionnements que vous avez apportés à la prothèse dentaire.

Pendant mon séjour à Londres, j'ai vu une pièce de votre système dans la bouche d'un personnage distingué; cette pièce avait été portée pendant deux ans sans le moindre changement.

C'est depuis cette époque que je fais usage de la vulcanite; je m'en trouve bien.

Votre système possède, certainement réunis, les avantages de tous les autres, sans en avoir les inconvénients.

J'ai l'honneur, etc.

(Signé) Dr J. B. ROTTENSTEIN.

Francfort, 25 avril 1859.

Monsieur,

Vous m'avez laissé un si bon souvenir des qualités de cœur qui vous distinguent, que j'aime à espérer que vous voudrez bien accepter mes vifs remercîments pour les soins empressés que vous avez mis à faire connaître votre procédé des bases en vulcanite.

Je fais fabriquer journellement des dentiers et pièces artificielles de toute dimension, et cela sans le moindre inconvénient.

Je vais faire monter la seconde machine que vous m'avez envoyée, afin de faire quelques essais dans mon laboratoire particulier.

Le temps consacrera votre découverte et nous montrera sa durée; question très-importante et de laquelle je ne dis rien : c'est, du reste, ce que je connais de meilleur jusqu'à ce jour.

Veuillez, etc.

(Signé) Dr MOURGUE.

Lyon, 2 mai 1859.

Monsieur et honoré confrère,

Le respect que j'ai toujours porté à la vérité me fait un devoir d'affirmer de nouveau, et cette fois-ci par écrit, que le procédé dont je vous dois la connaissance, pour établir avec une substance que vous appelez *Volcanite*, les bases de dentiers, pièces, etc., m'a toujours donné des résultats favorables, pourvu que l'on prête toute attention et tous soins voulus pour un travail sérieux.

J'affirme encore que je n'ai point entendu parler, ni directement, ni indirectement, d'un semblable procédé avant votre arrivée en Europe.

Soyez persuadé, mon cher confrère, que je vous serai toujours personnellement reconnaissant, et cela tant dans l'intérêt de mes clients, tant dans l'intérêt de notre art, pour le nouveau progrès que vous m'avez fait faire. Ma longue pratique de plus d'un quart de siècle n'a pas eu d'autres buts que ceux-là.

Acceptez aussi, Monsieur et honoré confrère, l'expression de la haute considération, et de la profonde estime que je vous porte.

(Signé) J. H. C. Weber, M. D.
Place Vendôme, 16.

Paris, le 9 mai 1859.

A M. le Docteur Putnam, 26, rue de la Chaussée-d'Antin.

Mon cher Monsieur Putnam,

Je crois être le premier qui ait en Amérique appliqué le caoutchouc à la prothèse dentaire ; je fis mes premiers essais vers l'année 1820. Vers 1833 je vins en Europe, et j'y introduisis ma méthode; je me servais alors du caouchouc à l'état liquide, et je l'appliquais sous cette forme sur des bases osseuses ou métalliques. Je n'obtins cependant aucun résultat satisfaisant, et la méthode fut abandonnée.

Je ne crois pas qu'avant votre arrivée en France on se soit servi du caoutchouc vulcanisé pour confectionner des dentiers.

Je vous demande mille pardons de ne pas vous avoir écrit plus tôt, et j'espère que vous aurez tout le succès que vous méritez.

J'ai l'honneur, etc.

(Signé) Brewster.

Versailles, 14 mai 1859.

Mon cher Monsieur,

Comme j'ai appris que quelques personnes veulent se donner tout l'honneur de la découverte et des perfectionnements des dentiers en caoutchouc vulcanisé, et cela dans le but de vous nuire, je vous écris les lignes suivantes; vous en ferez l'usage que vous voudrez.

Il n'y a qu'un an que j'ai quitté les Etats-Unis; l'on vous y a toujours regardé comme l'inventeur du système à base de vulcanite; ce système s'est, du reste, toujours appelé *système Putnam*.

Je crois être certain que le système des bases de vulcanite était inconnu en France avant votre arrivée.

J'ai l'honneur, etc.

(Signé) A. H. Fowler.

Paris, 15 mai 1859.

Certificat.

Les soussignés, aprés avoir reçu de M. le Docteur C. Putnam, de New-York, les instructions nécessaires pour sa nouvelle méthode de monter les dents artificielles, déclarent, par les présentes, rendre un témoignage éclatant à M. Putnam de la satisfaction qu'ils éprouvent d'avoir adopté cette méthode, digné de l'attention sérieuse de tout dentiste rationnel.

Les soussignés déclarent en outre que le prix de la concession, etc., par eux compté à M. Putnam, disparaît devant les avantages énormes quils trouvent à employer la méthode Putnam au lieu des procédés ordinaires nécessitant l'usage de l'or et de l'hippopotame.

Les soussignés félicitent donc M. le Docteur Putnam d'avoir fait faire ce progrès à l'art dentaire, persuadés qu'ils sont que le nouveau procédé profitera tout autant aux concessionnaires qu'à leurs clients.

Ont signé :

C. S. Brewster, D. D^s. à Versailles, ci-devant rue de la Paix, à Paris.

E. Gage, M. D. DD^s, 3, Paris, rue la Paix.

Carlos Koth, M. D. Rue Grange-Batelière, 10, Paris.

Le Docteur Gobert, rue Richelieu, 15, Paris.

A. Moulis, chirurgien-dentiste, Bayonne (Basses-Pyrénées).

J.-H.-C. Weber-Bousquet, M. D. 48, rue Richelieu.

A. Préterre, rédacteur-propriétaire dé l'*Art dentaire*, Paris.

E. Potter, dentiste américain, Lisbonne.

J. L. Statham, 151, via Rabinies, Rome.

C. Gerecke, M. D., Paris.

A. H. Fowler, D. Dˢ. Paris.

A. Cartier frères, Bâle (Suisse).

J. W. Crane, dentiste américain, Paris, etc. etc.

Et un grand nombre de dentistes en Angleterre.

Pour de plus amples informations, s'adresser à M. le docteur Putnam, (de New-York), 26, rue de la Chaussée-d'Antin.

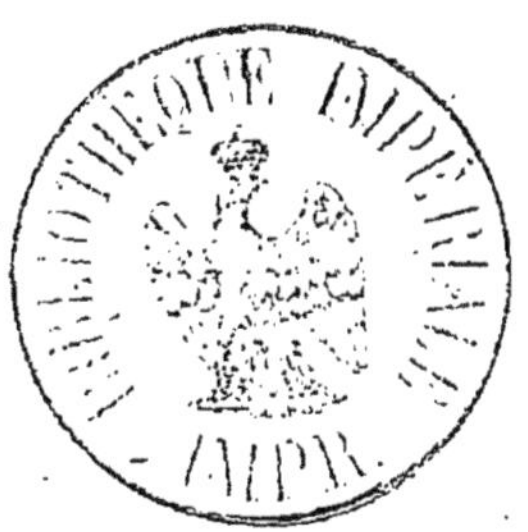

PARIS, IMPRIMERIE DE A. HENRY-NOBLET, RUE DU BAC, 30.

www.ingramcontent.com/pod-product-compliance
Ingram Content Group UK Ltd.
Pitfield, Milton Keynes, MK11 3LW, UK
UKHW021200140726
13695UKWH00005B/2240